La Sexy Dieta Cetogénica

Omar Elshami

Índice

Introducción

¿Qué es la dieta cetogénica?

El menú de la dieta cetogénica

Beneficios de la dieta cetogénica

¿Tiene efectos secundarios?

¿Aumenta el rendimiento deportivo?

Conclusiones

Introducción

Cuando te hablan de dieta cetogénica, quizá te parezca que es una de esas dietas nuevas que prometen maravillas. Pero es una de las dietas más antiguas que existen.

En este libro aprenderás que esta dieta se remonta a nuestros antepasados prehistóricos, y por qué era y sigue siendo necesaria hoy en día, sobre todo para tratar algunos trastornos tanto físicos como mentales.

En este libro aprenderás sobre los dos procesos que usa nuestro cuerpo para obtener la energía que necesita para las funciones fisiológicas, qué diferencia a esos procesos y por qué estamos usando sólo uno de ellos.

También aprenderás qué se debe comer y qué no durante la dieta cetogénica, sabrás cuáles son sus ventajas, qué enfermedades ayuda a curar y por qué, y cuáles pueden ser sus inconvenientes y contraindicaciones.

Además, aprenderás por qué algunos deportistas de élite están esforzándose por habituar su metabolismo a la dieta cetogénica y cómo eso los transforma literalmente en súper humanos.

Esperamos que este libro te ayude a ver desde una perspectiva distinta aquello que para muchos es su

peor enemigo; pero quizá, el verdadero enemigo esté
en otro lugar.

¿Qué es la dieta cetogénica?

La dieta cetogénica o dieta keto, es la que se aprovecha del potencial de un mecanismo fisiológico llamado cetosis, a fin de hacer que la persona pierda peso, o que se sobreponga con éxito a ciertos tipos de trastornos de los que hablaremos en este libro.

¿Qué es la cetosis?

Cuando privamos a nuestro cuerpo del combustible que necesita en la forma de hidratos de carbono (arroz, patatas, pan, azúcar, etc.), o cuando estos no son suficientes para cubrir nuestras necesidades de energía; nuestro cerebro da las órdenes para empezar un proceso llamado lipólisis, en el que se toma la energía de las grasas que reservamos, por ejemplo, en nuestro abdomen, y esas grasas empiezan a transformarse…

Así, la grasa de nuestra 'pancita' se convierte en cuerpos cetónicos (cetonas), que nos servirán como fuente de energía. Ese proceso es lo que se conoce como cetosis, y si continuamos consumiendo muchas grasas y pocos carbohidratos, ese proceso de cetosis se extenderá por más tiempo.

¿Por qué nuestro cuerpo hace ese proceso?

Esto se debe a que en el tiempo en que los seres humanos éramos recolectores y cazadores, los meses de invierno sólo podíamos alimentarnos de lo que cazábamos. No había nada que pudiéramos recolectar, es decir, no había carbohidratos para consumir.

Para mantenernos con vida durante los largos meses de invierno, nuestro cuerpo tenía que ser capaz de sacar los nutrientes de la grasa que habíamos almacenado en nuestro abdomen y de las grasas de los animales que cazábamos.

Esto era lo que sucedía con nuestros ancestros:

Cuando se acababa la reserva de grano (trigo, cebada o maíz), y la familia empezaba a tener hambre, salían a cazar. Es posible que el primer día se esforzaran, pero no cazaran nada; así que se acostaban hambrientos. En realidad, sin saberlo, estaban ayunando.

Durante el ayuno, su cuerpo empezaba a hacer la lipólisis a través de la beta-oxidación de los ácidos grasos; produciendo los diferentes cuerpos cetónicos (acetoacetato, β-hidroxibutirato y acetona), que les servirían como fuente de energía para levantarse y salir de cacería al día siguiente; ya que estos metabolitos, pueden ser utilizados para generar Adenosíntrifosfato (ATP).

Claro que si la familia no conseguía cazar por varios días, iban a ponerse muy flacos, porque su cuerpo consumiría un buen porcentaje de las reservas de grasa bajo su piel. Pero cuando lograsen cazar algún animal con suficiente grasa (un bisonte, un jabalí o una llama); sus cuerpos estarían listos para procesar la grasa del animal y convertirla en combustible, para poder efectuar todas sus funciones fisiológicas.

¿Quiere decir que la dieta cetogénica en realidad es ayunar?

No. La dieta cetogénica es interesante porque puede reproducir los cambios fisiológicos que genera el ayuno y todos sus beneficios, sin necesidad de que la persona tenga que ayunar, ni pasar hambre.

¿Qué precauciones debemos tener con la dieta cetogénica?

Si sufres de diabetes, debes consultar a tu médico antes de empezar una dieta cetogénica, y estar en comunicación constante para monitorear los cambios en las dosis de insulina que con seguridad ocurrirán al ver que la glucosa en tu sangre baja de manera notoria.

Si tienes la presión arterial alta, debes monitorearla con más regularidad, pues las primeras semanas son críticas mientras el cuerpo se acostumbra a la dieta.

Si tienes altos índices de colesterol y triglicéridos, el ácido úrico alto o si estás embarazada o amamantando; debes consultar a tu médico antes de hacer cualquier cambio en tus hábitos alimenticios.

Muchos médicos recomiendan introducir la dieta cetogénica de forma lenta y progresiva en nuestros hábitos alimenticios. Es decir, empezar a consumir más grasas y menos carbohidratos de forma moderada y poco a poco ir aumentando la diferencia entre las dos fuentes de energía.

Ahora que sabemos en qué se basa la dieta cetogénica, nos preguntamos: ¿Cómo es una dieta cetogénica? Vamos a conocerlo en el siguiente capítulo.

El menú de la dieta cetogénica

Una dieta cetogénica, es aquella que se compone de sólo un 5 a 10% de carbohidratos (5-10%), un 30 a 35% de proteínas y un mínimo de 60% de grasas. Como puedes ver, la mayor parte de la dieta consiste en grasas. ¿Cómo es nuestra alimentación normal?

Casi todos consumimos alrededor del 50% de carbohidratos en nuestra dieta. Por eso, la dieta cetogénica representa un cambio importante para nuestro cuerpo.

¿Qué alimentos podemos comer?

En la dieta cetogénica, podremos comer:

Carnes de todo tipo y embutidos, preferiblemente con grasa animal. Las carnes magras, como el pavo y el pollo, deben consumirse con su piel, que es la principal fuente de grasa en las aves.

También podemos comer huevos y sus derivados sin azúcar, como la mayonesa.

Debido a que el pescado común contiene poca grasa, para la dieta cetogénica se recomienda consumir pescado azul, que es rico en grasas poliinsaturadas; como el salmón, la caballa, el pez espada, la sardina, el bacalao, la trucha, el atún, etc.

Aunque hoy en día son cada vez más frecuentes los productos lácteos desnatados, en la dieta cetogénica debemos consumir productos lácteos grasos, como la leche entera o completa, el queso cheddar o mozzarella, la mantequilla y la crema de leche. Si consumimos yogurt, debe ser natural y sin azúcar.

Para producir más cetonas, es preferible freír y guisar con aceite de oliva extra virgen o aceite de coco virgen.

Las grasas Omega 3 y Omega 6, también son importantes en la dieta cetogénica. Por eso se recomienda consumir frutos secos y semillas como el maní (cacahuate), las avellanas, las nueces, las almendras, las semillas de lino (linaza), semillas de calabaza, semillas de chía, semillas de ajonjolí, etc.

Las frutas que contienen la menor cantidad de carbohidratos y podrán consumirse con moderación son: el melón, la frambuesa, el limón, la fresa, el arándano, la sandía y el pomelo.

En cuanto a los vegetales, estos deben ser los que tienen pocos carbohidratos. Como las hojas verdes (lechuga, espinaca, repollo, perejil), el pepino, la cebolla, el tomate, la rúcula, el espárrago y el aguacate.

¿Qué alimentos no debemos consumir?

Deberíamos evitar los siguientes alimentos por ser especialmente ricos en carbohidratos:

Las frutas más ricas en fructosa, que es un carbohidrato: como el mango, la banana, la cereza, el dátil, la manzana, la pera, el higo, la mandarina, la naranja, la piña, etc. Mientras más dulce sea la fruta en su estado puro, menos debemos consumirla.

Debemos evitar los cereales como el trigo, la cebada, el maíz, la avena y el arroz; por ser una rica fuente de carbohidratos. Por eso, los derivados de esos cereales como el pan, las pastas, las harinas refinadas o integrales, el salvado de trigo, los dulces y pasteles no se podrán consumir con la dieta cetogénica.

Los alimentos procesados de manera industrial, aunque parezcan no contener carbohidratos, por lo general están llenos de ellos en sus componentes secundarios como el jarabe de maíz. Esto incluye a los zumos de frutas, la mantequilla de maní y la margarina.

Las bebidas gaseosas no pueden consumirse con la dieta cetogénica pues contienen gran cantidad de azúcar.

Los vegetales como las patatas, la mandioca, etc., y las legumbres como las habas, los garbanzos, las lentejas, los guisantes, las judías, etc., tampoco pueden consumirse con la dieta cetogénica por su alto contenido de carbohidratos.

¿Qué sucedería si consumo estos alimentos un solo día durante la dieta cetogénica?

Con tomar una sola comida con los carbohidratos suficientes, nuestro cuerpo suspendería el estado de cetosis. ¿Por qué? Porque nuestro cerebro siempre tomará el camino más corto a fin de conseguir la energía que necesita.

Es mucho más fácil convertir los carbohidratos en glucógeno que convertir las grasas en cetonas. Por eso, un solo postre rico en carbohidratos tiene el potencial de detener por completo la cetosis que tanto sacrificio nos ha costado alcanzar.

¿Cómo sería un menú semanal de la dieta cetogénica?

En el siguiente ejemplo de menú de una semana de dieta cetogénica, se reemplazan los carbohidratos por proteínas y grasas. Además, se usan las carnes rojas y las aves para las comidas más pesadas, y el pescado para la cena, que pudiera ser más liviano. Así como una ración mucho más liviana para el desayuno.

Dependiendo de la cultura de tu país y de los gustos personales, este orden puede cambiar por completo.

Algunas personas hacen una dieta cetogénica de cinco o seis comidas al día. Esta es una decisión personal en la que debe influir la opinión de tu médico.

Lunes

Desayuno: Café o té sin azúcar. Huevos revueltos con cebolla, espárragos y mortadela de pollo.

Comida: Carne de ternera a la parrilla. Ensalada de lechuga, tomate, cebolla, nueces, linaza y aguacate con sal y aceite de oliva.

Cena: Pez espada al horno con queso cheddar.

Martes

Desayuno: Yogurt natural sin azúcar con fresas y almendras.

Comida: Pollo con piel gratinado al horno. Ensalada capresa (rebanadas de tomate, queso mozzarella y albahaca bañados en aceite de oliva con un toque de sal y pimienta).

Cena: Tortilla de bacalao y chorizo.

Miércoles

Desayuno: Café o té sin azúcar y espárragos envueltos en queso de cabra y jamón al horno con aceite de oliva.

Comida: Pastel de carne de ternera relleno de mortadela de pollo y queso mozzarella. Ensalada de aguacate, tomate y cebolla.

Cena: Rueda de atún al horno.

Jueves

Desayuno: Yogurt natural sin azúcar con maní (cacahuate) y semillas de ajonjolí.

Comida: Pechuga de pavo con piel, al horno. Aguacates asados con mozzarella y chorizo.

Cena: Salmón al horno con salsa de queso holandés.

Viernes

Desayuno: Café o té sin azúcar y huevos con

mortadela de pollo.

Comida: Bistec de carne en salsa cuatro quesos. Ensalada tipo César sin pan.

Cena: Sardinas al horno con guacamole.

Sábado

Desayuno: Yogur natural sin azúcar con frambuesas y semillas de chía.

Comida: Chuleta de carne en salsa blanca (crema de leche) con espárragos. Aguacates al horno rellenos con queso de cabra y huevos cocidos.

Cena: Caballa frita.

Domingo

Desayuno: Yogur natural sin azúcar con melón y avellanas.

Comida: Pollo en salsa blanca (crema de leche). Ensalada de rúcula y pepino con aderezo de mayonesa ajo y aceite de oliva.

Cena: Trucha al horno.

Al principio la dieta cetogénica parece muy fácil de hacer, y de hecho es deliciosa. Pero el verdadero reto viene cuando tu cuerpo te pide los carbohidratos que son tan fáciles de convertir en glucógeno.

En esos momentos, hasta las cosas que nunca te gustaron, te parecen una delicia casi irresistible.

En el siguiente capítulo, veremos cuáles son los beneficios de la dieta cetogénica.

Beneficios de la dieta cetogénica

En cuanto a los resultados positivos de la dieta cetogénica, hay que destacar estos cinco, que son los más importantes:

1. Pérdida de peso

Con la dieta cetogénica, no será necesario contar las calorías, ni seguir un régimen estricto de combinación de comidas; aun así, ha demostrado ser más efectiva para perder peso que las dietas convencionales bajas en grasas.

El secreto de la dieta cetogénca para perder peso, se basa en la reducción por el uso natural de esos kilos de más que representan nuestras reservas de grasa bajo la piel.

2, Control de la Diabetes

La dieta cetogénica ha demostrado ser beneficiosa para los pacientes con diabetes por dos motivos muy importantes:

a) Reduce los niveles de azúcar en sangre

b) Mejora la sensibilidad a la insulina

Cuando aparece la resistencia a la insulina, no puede ser utilizada de forma correcta para procesar la glucosa en la sangre y convertirla en glucógeno. La dieta cetogénica mejora de forma notable la resistencia a la insulina, por lo que el cuerpo puede quemar rápidamente el exceso de glucosa en la sangre.

3. Efecto en las células cancerígenas

Con el paso del tiempo, cada vez más estudios han demostrado que las células cancerígenas se multiplican con mayor velocidad cuando se alimentan de glucosa. Por el contrario, las células cancerígenas apenas y utilizan grasas o proteínas para obtener la energía necesaria para su crecimiento.

Esto quiere decir que la dieta cetogénica funciona como una medida de apoyo para el tratamiento del cáncer. Ya que al cortar su suministro de glucosa, las células cancerígenas responden ralentizando su crecimiento y expansión. Mientras el paciente se beneficia del tratamiento médico para erradicarlas.

4. En el tratamiento del Alzheimer

El caso del Alzheimer y otras enfermedades degenerativas a nivel neurológico es interesante. Pues la dieta cetogénica ha dado muy buenos resultados en muchos de los pacientes con Alzheimer a los que se ha restringido la ingesta de carbohidratos. ¿Por qué mejoran sus capacidades cognitivas?

Muchos especialistas insisten en apuntar a las cetonas como combustible cerebral, es decir, alimento para el cerebro. También es posible que al mejorar su peso corporal y su circulación sanguínea general; sea más fácil que su cerebro se irrigue de manera adecuada con el oxígeno y los nutrientes que necesita para mejorar las capacidades que han sido reducidas por el Alzheimer.

5. En la Epilepsia

La historia de las cetonas y la epilepsia es más antigua de lo que muchas personas imaginan, y de hecho, fue debido a esta condición que la dieta cetogénica llegó a existir.

Como ya aprendimos, el ayuno hace que nuestro cuerpo produzca cetonas, y es interesante que desde la antigüedad, el ayuno haya sido la única terapia que demostró ser efectiva para el tratamiento de la epilepsia. ¿Desde cuándo?

Encontramos la primera constancia en la antigua Grecia, en el "Corpus hippocraticum", recopilado por Hipócrates, el padre de la medicina contemporánea. Este precursor de la medicina ya había notado los beneficios del ayuno para las personas con epilepsia.

Muchos siglos después, a principios del siglo XX, el Dr. Guelpa y el Dr. Marie, ambos médicos franceses, elaboraron el primer informe científico en 1911, sobre el efecto del ayuno en la epilepsia, informando que las convulsiones eran menos graves en sus pacientes durante los períodos de ayuno.

Sin embargo, el Dr. A. Goldbloom, un médico canadiense, notó que cuando terminaba el período de ayuno, las convulsiones de la mayoría de sus pacientes regresaban. Por eso escribió: "En este caso, parecería que el tratamiento de inanición es efectivo solo mientras se continúa y mientras el paciente permanece en cama, pero que no tiene cualidades duraderas."

Tiempo después, en 1919, un endocrinólogo estadounidense, el Dr. Rawly Geyelin, presento ante la "American Medical Association" (AMA); el caso de un niño con epilepsia al que llamaron HTH. Este niño no respondía bien a los bromuros y al fenobarbital, que eran los tratamientos médicos de entonces; así que fue tratado con un ayuno por casi cuatro semanas. ¿Se curó?

Durante todo el período de ayuno, las convulsiones de HTH desaparecían. Sin embargo, sus ataques volvían después de la conclusión del ayuno, tal como había observado el Dr. Goldbloom.

Por suerte para los enfermos de epilepsia de todo el mundo, ese niño era sobrino del Dr. John Howland, un médico pediátrico que era profesor de pediatría en la Universidad Johns Hopkins y director de Harriet Lane Home for Invalid Children, pero además, eran de la familia del multimillonario Charles Howland.

El Dr. Stanley Cobb, profesor asociado de neuropatología en Harvard; estuvo en la audiencia durante la presentación que Geyelin dio a la "American Medical Association" (AMA). Él y su colega W.G. Lennox, fueron reclutados por los padres del niño HTH en 1919, para estudiar más a fondo los mecanismos del ayuno en la epilepsia.

Cobb y Lennox, fueron los primeros en reportar el aumento en los niveles de los cuerpos cetónicos β-hidroxibutirato, acetoacetato y acetona en los pacientes sometidos a los ayunos. Ya empezaban a aparecer las cetonas en escena.

Por otra parte, el Dr. R.T. Woodyatt, investigador dedicado al tratamiento de la diabetes, publicó en 1921, un artículo en el que indica que los β-hidroxibutirato, acetoacetato y acetona; aparecen en sus pacientes cuando son sometidos a una dieta con una proporción muy baja de carbohidratos y muy alta de grasas. La dieta sin nombre hacía su entrada al mundo científico.

Ese mismo año, el Dr. Wilder, un médico de la Clínica Mayo. Fue quien puso nombre a esa dieta que emulaba los efectos del ayuno en los pacientes, y la llamó: "dieta cetogénica". Basándose en el trabajo de Woodyatt, el Dr. Wilder propuso que los beneficios del ayuno también pudieran obtenerse si se producían los cuerpos cetónicos a través de esa dieta rica en grasas y pobre en carbohidratos.

Esa dieta, haría posible que los pacientes se beneficiaran de las cetonas por un tiempo mucho más prolongado que el que fisiológicamente permitía el ayuno.

En 1930, el Dr. Clifford Baborka, también de la Clínica Mayo, en Rochester, Minnesota; estudió a 100 pacientes con epilepsia en cetosis y descubrió que aunque 56 de ellos tenían una taza de respuesta menor del 50%, había 12 pacientes que estaban completamente libres de convulsiones.

El tratamiento con la dieta cetónica se implantó formalmente en el Johns Hopkins Hospital, y de ahí se generalizó en el mundo entero. Pero, si es así, ¿por qué no se trata hoy la epilepsia con esa dieta?

Con el tiempo, se desarrollaron los fármacos antiepilépticos (FAEs), que resultaron ser muy efectivos; así que la dieta quedó relegada, y ha sido en fechas recientes cuando ha renacido el interés por ella, debido a que ha demostrado ser efectiva en otros campos de la ciencia de la salud.

Ahora que sabemos todos los beneficios que la dieta cetogénica puede tener, es importante que conozcamos cuáles son sus efectos secundarios. De ese tema hablaremos en el siguiente capítulo.

¿Tiene efectos secundarios?

Los problemas más frecuentes al empezar la dieta cetogénica son los siguientes:

1. Gripe inducida

Durante la primera semana de la dieta, las personas suelen experimentar los síntomas de una gripe: dolor de cabeza, letargo, náuseas, confusión, dificultad para pensar e irritabilidad.

Esta respuesta del organismo al cambio de dieta, es normal, y en cuestión de días desaparece de la misma forma en la que apareció. ¿Puede evitarse?

La mayoría de los pacientes consiguen evitar la 'gripe inducida' hidratándose un poco más durante la primera semana y elevando un poco el consumo de sal. En muchos casos, basta con añadir media cucharadita de sal en un vaso grande de agua y beberlo; para que los síntomas desaparezcan en una media hora.

Si la gripe dura más de una semana, aun tomando más agua y sal, debes consultar con tu médico para tomar otras medidas.

2. Mal aliento

La dieta cetogénica hace que algunas personas experimenten un olor acetonado en su aliento que recuerda al olor del quitaesmalte para uñas que usan las damas.

Ese olor es una señal de que tu cuerpo se ha convertido en una máquina quemagrasas. Sin embargo, es un efecto secundario muy desagradable para los pacientes que lo padecen. Algunas personas no lo experimentan en su aliento, sino más bien en su olor corporal, en especial cuando hacen ejercicio o cuando sudan mucho.

Es común que este olor desaparezca en unas dos semanas, mientras nuestro cuerpo se adapta y deja de perder las valiosas cetonas a través del aliento o el sudor. Pero en el caso de que el olor no desaparezca, debes aumentar el consumo de agua y consultar con tu médico para tomar otras medidas.

3. Estreñimiento

El aparato digestivo necesita tiempo para adaptarse al cambio de dieta, y de ahí proviene el estreñimiento que muchos pacientes sufren la primera vez que hacen la dieta cetogénica.

La causa más frecuente del estreñimiento es la

deshidratación. Cuando los pacientes observan que la dieta cetogénica les hace orinar con más frecuencia, piensan que deben tomar menos agua; pero puedes estar seguro de que muy a contrario, necesitarás hidratarte mucho más; y si no lo haces, tu cuerpo empezará a padecer los síntomas de la deshidratación.

Por otro lado, consume de forma abundante, las verduras con bajo contenido de carbohidratos para mantener una buena cantidad de fibra en tu dieta. Todos los días debes consumir suficiente fibra de buena calidad; para que se produzcan los movimientos intestinales y se reduzca el riesgo de estreñimiento.

Si las sugerencias que hemos mencionado no son suficientes, debes consultar a tu médico para tomar medidas más drásticas.

4. Calambres en las piernas

Los calambres en las piernas se deben a la pérdida de minerales, especialmente de magnesio, debido al aumento de la micción (orina). Se puede evitar consumiendo suficiente sal.

Si los calambres son muy fuertes o no pasan después de aumentar el consumo de sal y agua, es posible que tu médico te recete un suplemento de magnesio.

5. Palpitaciones cardíacas

Durante las primeras semanas de la dieta cetogénica, algunos pacientes experimentan un leve aumento de su frecuencia cardíaca. Incluso pudieran notar que el corazón late un poco más fuerte.

Esto se debe a que el aumento de la micción (orina) hace que el cuerpo se deshidrate y la reducción en el volumen de líquido que circula por el torrente sanguíneo, provoca que el corazón tenga que latir más fuerte para mantener la presión arterial.

Por eso es tan importante consumir más agua de la que consumimos de manera habitual. Puede que nos parezca que mientras más agua tomamos, más vamos al baño; pero no debemos permitir que nuestro cuerpo se deshidrate.

Si tomando más agua no se reducen las palpitaciones cardíacas en cuestión de días, es importante consultar con tu médico, ya que la causa pudiera estar en la hormona del estrés que nuestro cuerpo segrega para conservar los niveles de glucosa en la sangre. Tu médico podrá decirte si es temporal o si debes tomar alguna medida adicional.

6. Cuidados si eres diabético

Los carbohidratos elevan la glucosa en la sangre, así que al reducir los carbohidratos, disminuimos la necesidad de usar la misma dosis de insulina.

Usar la misma dosis, puede ocasionarnos hipoglucemia. Por eso, al empezar esta dieta, es necesario monitorear el nivel de glucosa en sangre de forma frecuente, a fin de poder reducir las dosis de insulina. Esto es algo que debes hacer con la ayuda de tu médico, si quieres tener los mejores resultados posibles con tu dieta cetogénica.

Ahora bien, si tú estás tratando tu diabetes sólo con alimentación o metformina, hay menos riesgo de hipoglucemia.

7. Hipertensión

Lo mismo sucede con las personas que sufren de la tensión arterial. Por lo general, la tensión se normaliza con una dieta cetogénica; por lo que la dosis de tu medicamento puede volverse demasiado fuerte para ti, causando hipotensión arterial.

Para prevenirlo, es necesario comprobar la presión arterial con mayor frecuencia. Si crees que ya no necesitas tomar el medicamento para la tensión arterial, debes consultar con tu médico antes de suspenderlo.

8. Baja tolerancia al alcohol

Una dieta cetogénica puede hacer que tengamos menor tolerancia al alcohol, es decir, que alcancemos el estado de embriaguez con mucho menos alcohol del que acostumbramos.

Así que debemos ser especialmente cuidadosos al beber alcohol durante una dieta cetogénica. Los científicos no saben exactamente por qué sucede esto; algunos teorizan que el hígado se tarda en procesar el alcohol debido al trabajo que conlleva la producción de cetonas.

Otros dicen que el alcohol y el azúcar se descomponen de forma parecida en el hígado, por lo que este órgano es más eficiente descomponiendo el alcohol si está descomponiendo glucosa.

Sea cual sea la causa, hay que tener especial cuidado si debes conducir, pues tu cuerpo no es el mismo de siempre.

En el próximo capítulo, veremos lo que está haciendo la dieta cetogénica en algunos deportistas de alto rendimiento.

¿Aumenta el rendimiento deportivo?

Algunas personas ven reducido su rendimiento deportivo con una dieta cetónica, pero otros deportistas de alto rendimiento, han visto cómo su desempeño ha mejorado de forma notable, ¿por qué esa diferencia?

Durante las primeras semanas, el rendimiento físico pudiera verse reducido por la falta de líquidos y sales minerales. Muchas personas lo solucionan bebiendo un vaso grande de agua con media cucharita de sal de 30 a 60 minutos antes de entrenar.

Sin embargo, si tu cuerpo se tarda algunas semanas en convertirse en una máquina quemagrasa, puede que sea simplemente una cuestión de metabolismo. A algunas personas puede incluso tomarle algunos meses para que su cuerpo se adapte por completo a la nueva dieta.

Pero si eres un deportista de alto rendimiento, hay muchas ventajas en hacer la transición de quemar carbohidratos a quemar grasas de forma habitual. A continuación te explicaremos de qué se trata este campo que está siendo explotado por los mejores deportistas del mundo.

El muro

Cuando los deportistas de alto rendimiento tienen que poner a prueba su resistencia, como en la maratón y el triatlón; saben que lo primero que hará su cuerpo será acceder al depósito de energía más eficiente, es decir, al glucógeno almacenado en el hígado.

Para el cuerpo es fácil acceder al glucógeno y degradarlo en moléculas de glucosa para proporcionar energía a todas las células. Por esa razón, en una maratón, alrededor del 75% de la energía proviene del metabolismo de la glucosa, y sólo el 25% proviene de la grasa corporal. Pero a medida que avanza la maratón, esta proporción se invierte.

Los atletas que corren profesionalmente los 42 kilómetros de la maratón, conocen muy bien los dos sistemas de almacenamiento de energía que posee nuestro cuerpo. Ellos saben que después del kilómetro 30, la proporción de gasto de energía se invierte y ocurre un fenómeno que ellos llaman: "Tocar la pared", "llegar al muro", o simplemente: "el muro".

"El muro" es el momento en el que el cuerpo del maratonista pasa de consumir una proporción mayor de energía en la forma de glucógeno, a consumir un porcentaje mayor de la energía acumulada debajo de su piel en la forma de grasa corporal. En ese momento, los corredores sienten que ya no pueden más. Sólo si logran aguantar esa transición metabólica, podrán llegar a la meta.

Resistencia sobrehumana

¿Por qué hasta los deportistas sufren para acceder a sus depósitos de energía en la forma de grasas? Porque falta oxígeno.

Descomponer una molécula de grasa en cetonas, requiere cuatro veces más moléculas de oxígeno que las que se necesitan para descomponer las moléculas de glucógeno. Por eso, el cuerpo del deportista no puede incorporar el oxígeno con la rapidez necesaria para convertir esa grasa en energía. A menos que…

Si debido a una dieta cetogénica el cuerpo del deportista está adaptado para usar la grasa corporal en un porcentaje mayor, y en todos sus entrenamientos usa las cetonas como fuente de energía primaria. Su cuerpo se adaptará a proveer el oxígeno necesario para usar esa grasa corporal. ¿Te lo imaginas?

Las reservas de grasa de nuestro cuerpo son enormes, si las comparamos con las pequeñas reservas de glucógeno. Esto significa que un deportista que viva con una dieta cetogénica y entrene usando la energía de la grasa corporal, puede rendir durante largos periodos sin necesitar de energía externa. ¿Qué tanto rinde la grasa como fuente de energía?

Las grasas aportan 9 kilocalorías por gramo, mientras que los carbohidratos aportan sólo 4 kilocalorías por gramo. ¡Es menos de la mitad! Incluso se ha calculado que el corredor más flaco que te imagines, tendría suficiente grasa en su cuerpo para correr unas 600 millas. ¡Eso son 1.000 kilómetros! Pero hay más…

¿Has visto a los corredores comiendo barras energéticas durante la maratón? Esto es necesario si dependes del glucógeno, pero tiene la desventaja de que activa el aparato digestivo durante la carrera, y el aparato digestivo consume mucha energía para procesar cualquier cosa.

Ahora bien, si el deportista depende de su grasa corporal desde el principio de la carrera, ni siquiera tiene que comer esas barras energéticas. Estamos hablando de deportistas con una resistencia sobrehumana.

No es fácil lograrlo, pero ya muchos están entrenando para ello.

Conclusiones

La dieta cetogénica puede hacer mucho por nosotros. ¿Por qué? Porque se trata de la manera natural en la que deberíamos comer durante casi la mitad del año.

Antes de que la producción de alimentos se transformara en una industria de alcance mundial, nuestros cuerpos oscilaban entre los dos sistemas de energía corporal. Esa es la forma más sana de vivir.

Todos los médicos recomiendan hacer la dieta cetogénica por poco tiempo. ¡Esa es la forma correcta! Era lo que duraba el invierno. En primavera aparecían las frutas y con ellas los carbohidratos.

Ahora, durante todo el año usamos el sistema que transforma los carbohidratos en glucógeno, y eso, entre otras cosas, nos ha traído una epidemia de obesidad que se transforma en un problema de salud pública cuando genera otras enfermedades que afectan la calidad de vida de las personas.

El hecho de que la dieta cetogénica tenga tantos beneficios para nuestra salud, debería decirnos algo sobre nuestros hábitos alimenticios modernos:

"Las grasas no son el enemigo, nuestro verdadero enemigo es el tipo de vida que llevamos."